Dieses Buch
widme ich meiner
Gesundheit

KNAUR.LEBEN

Inge Schöps

IMMUNBOOSTER YOGA

Mit Yoga Stress abbauen und die Gesundheit stärken

KNAUR.LEBEN

Die in diesem Buch vorgestellten Empfehlungen wurden von der Autorin und dem Verlag sorgfältig geprüft und haben sich in der Praxis bewährt. Dennoch kann keine Garantie für das Ergebnis übernommen werden. Der Verlag und die Autorin schließen jegliche Haftung für Gesundheits- und Personenschäden aus.

Besuchen Sie uns im Internet:
www.knaur-leben.de

Aus Verantwortung für die Umwelt hat sich die Verlagsgruppe Droemer Knaur zu einer nachhaltigen Buchproduktion verpflichtet. Der bewusste Umgang mit unseren Ressourcen, der Schutz unseres Klimas und der Natur gehören zu unseren obersten Unternehmenszielen. Gemeinsam mit unseren Partnern und Lieferanten setzen wir uns für eine klimaneutrale Buchproduktion ein, die den Erwerb von Klimazertifikaten zur Kompensation des CO_2-Ausstoßes einschließt. Weitere Informationen finden Sie unter: www.klimaneutralerverlag.de

FSC
www.fsc.org
MIX
Papier aus verantwortungsvollen Quellen
FSC® C083411

Originalausgabe Januar 2021
Knaur.Leben Taschenbuch

Ein Imprint der Verlagsgruppe
Droemer Knaur GmbH & Co. KG, München

Redaktion: Christine Stecher
Covergestaltung: Isabella Materne, München
Coverabbildung: Marion Stelter
Abbildungen im Innenteil: Marion Stelter
Satz: Adobe InDesign im Verlag
Druck und Bindung: CPI books GmbH, Leck
ISBN 978-3-426-87911-5

2 4 5 3 1

Danke sage ich allen, die an diesem Buch beteiligt waren, und natürlich wie immer meinen Lehrern und Schülern – einmal im Herzen, immer im Herzen!

Für meine Tante Gerda

Inhalt

Es gibt nichts Gutes, außer du tust es!

Yoga stärkt tatsächlich dein Immunsystem. Wer regelmäßig Yoga übt, fühlt sich fitter, gesünder, frischer, energiegeladener und ist auch nachweislich seltener erkältet. Warum ist das so?

- *Yoga stimuliert alle deine Organe, die direkt mit dem Immunsystem verbunden sind, zum Beispiel das Herz-Kreislauf- und Nervensystem.*

- *Yoga bringt dein Lymphsystem in Schwung, das Eindringlinge abwehrt, indem es sie herausfiltert und abtransportiert.*

- *Yoga unterstützt und stärkt dein Verdauungssystem, Sitz der meisten Immunkörper.*

- *Yoga wirkt sich positiv auf dein zentrales Nervensystem aus, das in enger Verbindung mit dem Immunsystem steht.*

Autonomie und Selbstbestimmung

Aber nicht nur das, auch die Seele kommt nicht zu kurz. Yoga bedeutet, ein hohes Maß an Autonomie und Selbstbestimmung zu gewinnen. Dank deiner Yoga-Praxis stärkst du deine Gesundheit und das Vertrauen in deine eigenen Kräfte. Du nimmst das Steuer deines Lebens aktiv in die Hand und beeinflusst mit der Yoga-Praxis dein körperliches, mentales und emotionales Wohlbefinden. Du übernimmst die Verantwortung für deinen Körper, deinen Geist und dein Herz, zumindest in dem Maße, wie es in deiner Macht steht. Nicht mehr, aber auch nicht weniger!

Sebstliebe und Selbstwertschätzung

Durch die Praxis lernst du auch, dich immer mehr selbst zu schätzen und zu lieben, so wie du bist. Es entsteht ein positiver Kreislauf der Selbstliebe und der Selbstwertschätzung, sodass du dir immer mehr Gutes tun möchtest. Du lebst mit und in deinem Körper, nicht gegen ihn und schon gar nicht getrennt von ihm. Du unterstützt und stärkst sowohl deinen physischen Körper als auch deinen mentalen und deinen emotionalen Körper, die im Yoga alle untrennbar zusammengehören und sich gegenseitig beeinflussen.

Das Beste an Yoga ist: Du kannst es immer und überall tun! Du brauchst nichts dafür anzuschaffen oder bereitzustellen, keine Geräte, keine teure Ausstattung, keine besondere Kleidung – einfach nichts, was du nicht sowieso schon hast. Theoretisch brauchst du noch nicht einmal eine Matte, auch wenn es zugegebenermaßen angenehmer ist, auf einer Matte zu üben. Also, worauf wartest du?

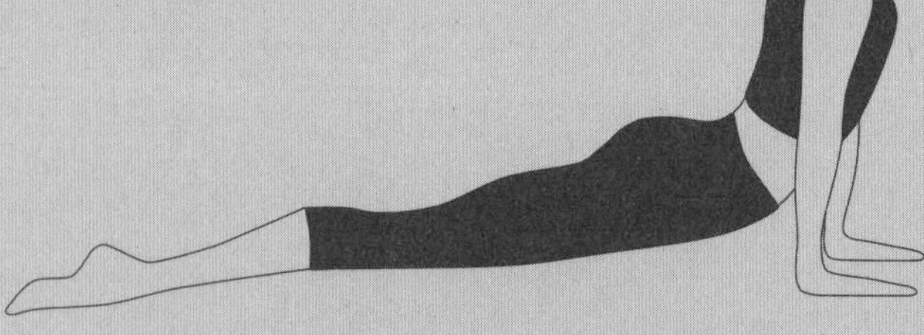

WAS SAGT DIE WISSENSCHAFT?

Das Immunsystem (von lat. *immunis* = unberührt, frei, rein) ist ein kleines Wunderwerk – wie überhaupt der ganze menschliche Körper. Dank seiner Abwehrleistung verhindert es Gewebeschädigungen durch Krankheitserreger.

Unser Körper kommt ständig über Haut, Mund, Nase, Augen und Verdauungstrakt mit Bakterien, Viren und Pilzen sowie einzelligen oder mehrzelligen Parasiten (zum Beispiel Bandwürmer) und anderen Kleinstlebewesen in Berührung. Einige davon sind gutartige Bakterien, die unser Körper unter anderem für die Verdauung braucht; andere sind gefährlich und attackieren ihn. Unser Immunsystem muss also blitzschnell entscheiden, welche dieser Eindringlinge hilfreich sind und welche es abwehren und entfernen muss. Es sollte ebenso in der Lage sein, fehlerhaft gewordene körpereigene Zellen zu zerstören. Die Bedeutung eines starken Immunsystems für unsere Gesundheit kann also gar nicht hoch genug angesetzt werden.

Der körpereigene Schutzwall auf einen Blick

- Haut und Schleimhäute bilden die ersten Barrieren gegen Krankheitserreger.
- Die Mandeln enthalten weiße Blutkörperchen, die über Mund oder Nase eindringende Krankheitserreger abwehren.
- Die Thymusdrüse prägt T-Lymphozyten (Untergruppe weißer Blutkörperchen), die lernen, körpereigene von körperfremden Zellen zu unterscheiden.
- Das Knochenmark im Innern der langen Knochen ist für die Blutbildung und Reifung von Immunzellen verantwortlich.
- Die Milz speichert Abwehrzellen und bildet Lymphozyten aus.
- Die Schleimhaut des Darms beherbergt mehr als die Hälfte aller Antikörper produzierenden Zellen.
- Eine gesunde Darmflora (harmlose Bakterien) stoppt Keime.
- Die Lymphknoten verteilen sich entlang der Lymphbahnen, wo Abwehrzellen Krankheitserreger abfangen.

So unterschiedlich und vielfältig die verschiedenen Bestandteile des Immunsystems in unserem Körper auch sind – eines haben sie alle gemeinsam: Die Firewall Immunsystem kann Stress nicht gebrauchen!

Fight or Flight versus *Rest and Digest*

Unser Körper aktiviert sofort unter Stress alle Systeme, die für den »Kampf-oder-Flucht«-Mechanismus (*Fight or Flight*) zuständig sind. Bei einer äußeren Bedrohung – ehemals das Mammut, dieser Tage eher die hyperventilierende Chefin oder der verärgerte Kollege – ist eine schnelle Reaktion angesagt. Das Gehirn muss in Millisekunden entscheiden, ob es besser ist zu kämpfen oder ganz schnell wegzulaufen. Um dafür die notwendigen Kräfte zu bündeln, fährt der Körper unter Stress das Verdauungssystem und das Immunsystem herunter, da diese Systeme nicht vorrangig für den Kampf oder das Wegrennen gebraucht werden.

Im Modus von »Ruhe und Verarbeitung« (*Rest and Digest*) hingegen kommen wir in die Entspannung, sodass Heilung und Regeneration stattfinden können. Der Körper fährt die Aktivitäten des Verdauungs- und Immunsystems wieder hoch und beginnt mit dem »Großreinemachen«, das heißt Verdauung, Entgiftung, Abtransport geschädigten Gewebes und geschädigter Zellen und anderes mehr.

Gesteuert werden diese körperinternen Vorgänge durch das autonome Nervensystem (ANS) und seine Hauptakteure Sympathikus und Parasympathikus, die man wie in der Literatur als Protagonist (der strahlende Held) und Antagonist (der böse Gegenspieler) bezeichnen könnte. Wobei hier nicht so eindeutig ist, wer der Gute und wer der Böse ist, da wir beide Akteure zum rechten Zeitpunkt brauchen.

Grob vereinfacht ist der Sympathikus für die schnelle Reaktion auf Umweltreize und die Mobilisierung der Körperkräfte verantwortlich, versetzt uns also in den *Fight or Flight*-Modus. Er bereitet den Organismus auf körperliche und geistige Leistungen vor und sorgt dafür, dass das Herz schneller und kräftiger schlägt, die Atemwege sich erweitern, Gehirn und Muskeln stärker durchblutet werden und die Verdauung gehemmt wird.

Der Parasympathikus ist für die Ruhe- und Regenerationsphasen, also für *Rest and Digest* zuständig. Er bewirkt die Dämpfung der nach außen gerichteten Aktivität und beeinflusst eine Vielzahl innerer Organe und Systeme, vornehmlich das Verdauungs- und Immunsystem, deren Funktionen er so aufeinander abstimmt, dass der gesamte Körper in einen Zustand der Erholung und Entspannung gleiten kann.

Eine besondere Bedeutung kommt dem Vagusnerv zu: Er steuert das parasympathische Nervensystem. Ein starker Vagusnerv kann zum Beispiel das Schlaganfallrisiko reduzieren, Herzinfarkt vermeiden oder den Blutdruck ausgleichen. Ebenso beeinflusst er unsere Psyche und kann dafür sorgen, dass wir uns ruhiger und zufriedener fühlen.

Positiver Stress und schädlicher Dauerstress

Ein Wechsel von *Fight or Flight* in *Rest and Digest* ist zwingend notwendig, damit der Körper sich immer wieder von seinen Anstrengungen erholen kann und Zeit zum Regenerieren und Heilen bekommt. Das entspricht aber leider oft nicht unserer Realität. In einem durch Stress geprägten Alltag aktiviert der Körper dann sogar dauerhaft seine Bereitschaft zu Kampf oder Flucht.

Kurzfristig ist der *Fight or Flight*-Modus gesund und auch hilfreich, je nachdem, was gerade ansteht. Befinden wir uns jedoch oft oder gar ständig in diesem Modus, kann dies zu erheblichen gesundheitlichen Schäden führen. Hier ein paar der wichtigsten Beispiele, die sich auch in vielen Krankheitsbildern unserer Gesellschaft widerspiegeln:

Kurzfristiger Stress	*Dauerstress*
Die Verdauungsarbeit wird eingestellt, da für das Überleben im Moment zweitrangig	Kann zu Magen- und Verdauungsproblemen führen, z. B. Blähungen, Verstopfung, Durchfall, Reizdarm
Blutdruckanstieg; das Gehirn wird kurzfristig mit mehr Blut versorgt	Bluthochdruck; kann zur Verkalkung der Herzkranzgefäße (koronare Herzkrankheit) führen
Erhöhte Insulinresistenz, um kurzfristig mehr Zucker im Blut und für das Gehirn verfügbar zu haben	Kann zur Entstehung von Typ-2-Diabetes, Übergewicht, Bluthochdruck führen
Ausschüttung des Stresshormons Cortisol zur Konzentration auf die Bedrohung zulasten von Sexualhormonen	Kann zu starkem Ungleichgewicht im Hormonhaushalt führen

Fazit: Dauerstress schädigt unsere Gesundheit immens.
Lösung: Mit Yoga können wir auf unsere (Dauer-)Stresssituation positiv einwirken.

Immunstärkung durch Yoga funktioniert nachweislich

Daran glauben, das hilft ja bekanntlich immer, aber wissenschaftliche Studien haben längst bewiesen, dass Yoga das Immunsystem stärkt. Darüber hinaus liefert eine relativ neue Ausrichtung in der Medizin, die Mind-Body-Medizin, dafür Belege.

Yoga und die Yoga-Philosophie betrachten den Menschen seit Jahrtausenden ganzheitlich. Die Mind-Body-Medizin (MBM) geht jetzt den gleichen Weg, und ihr gelingt es, eine Verbindung zwischen vermeintlich nebeneinanderstehender Schulmedizin und Naturheilkunde zu schaffen. Die MBM ist eine relativ neue Form der Stressmedizin und wurde von dem Kardiologen Herbert Benson begründet, ehemals Direktor des Benson-Henry Institute for Mind Body Medicine des Massachusetts General Hospital der Harvard Medical School in Boston. Er wies mit seinen Forschungen die Relaxation Response (RR) nach, eine durch Entspannung geprägte physiologische Antwortreaktion des Körpers, zum Beispiel Blutdrucksenkung, reduzierte Herz- und Atemfrequenz, sinkender Cortisolspiegel, Beruhigung der Gehirnaktivitäten und Veränderung von Genaktivitäten. Die RR wird unter anderem durch Yoga herbeigeführt.

Selbstfürsorge, Sinnhaftigkeit, Spiritualität

Die MBM unterstützt uns, im persönlichen Alltag einen gesundheitsförderlichen Lebensstil zu entwickeln und den Zusammenhang zwischen Körper (Body), Geist und Seele (Mind) und ihren wechselseitigen Einfluss aufeinander zu verstehen. Nicht nur unsere »Körperpflege« in allen Belangen (Ess-, Trink- und Bewegungsgewohnheiten), sondern auch unsere Gefühle, Gedanken, Einstellungen sowie soziale und spirituelle Aspekte haben direkten Einfluss auf unsere Gesundheit. Die Fähigkeit zur Selbstfürsorge spielt dabei ebenso eine Rolle wie das Gefühl der Sinnhaftigkeit für das eigene Tun und die aktuelle Lebenssituation; außerdem ist von Bedeutung, eine persönlich stimmige Form der Spiritualität zu finden. Genau wie im Yoga!

Eine Reihe von (schul-)medizinischen Untersuchungen zeigte, wie abwehrstärkend die Yoga-Praxis ist.

»Yoga baut auf den elementaren Pfeilern des Immunsystems auf: Entspannung, Atmung, Meditation und Körperübungen«, erklärt Dr. Peter Schleicher, Immunologe aus München. »Das lässt sich vor und nach einzelnen Übungseinheiten messen.« Regelmäßige Yoga-Übungen vermehren den Anteil der im Blut fließenden Immunzellen um bis zu 15 %. Zudem steigern Atemübungen die körperliche Energie nachweislich. Und Meditation sorgt für emotionalen Ausgleich, der alle hormonellen und immunologischen Körpersysteme harmonisiert.

Ebenso bestätigte eine große Studie der Columbia Universität in New York die gesundheitsfördernde und lebensverlängernde Wirkung von Yoga. »Das Resultat: Yoga wirkt entzündungshemmend, antioxidativ, reduziert Stress und fördert Körpersubstanzen, die regenerativ wirken«, so Dr. Martina Bley, Ärztin, Wissenschaftlerin und Yogalehrerin aus Berlin. Eine ihrer Studien an den Berliner Universitäten erbrachte, dass durch Yoga die Gabe von Blutdrucksenkern, Schlaf- und Schmerzmitteln deutlich gesenkt werden konnte.

Die Ohio State University hat eine Studie vorgelegt, die nachwies, dass Yoga die Entzündungsmarker senkt. Da chronische Entzündungen die Basis sehr vieler Erkrankungen (unter anderem Krebserkrankungen) sind, ist das ein sehr erfreuliches Ergebnis.

Im Übrigen wird in den alten Schriften wie der *Hatha-Yoga Pradipika* dem Verdauungsfeuer *Agni* bereits eine besondere Bedeutung beigemessen, ohne dass man seinerzeit die physiologischen Zusammenhänge genau kannte. Schon damals (etwa im 14. Jahrhundert) kamen die Yogis zu der Erkenntnis, dass ein schwaches *Agni* dazu führt, dass die Umwandlungsprozesse im Körper nicht richtig funktionieren und dadurch die Infektanfälligkeit steigt.

Um optimal zu arbeiten und leistungsstark zu sein, brauchen sowohl dein Immunsystem als auch dein Verdauungssystem (Sitz der meisten Immunkörper) Ruhe – und bekommen sie dank Yoga! Mit deiner Yoga-Praxis steuerst du bewusst Entspannung an und schaffst optimale Voraussetzungen für die Leistungsfähigkeit von Immunsystem, Lymphsystem, immunstärkenden Drüsen und Verdauungssystem. Mit Yoga kannst du speziell dein Immunsystem also extrem positiv beeinflussen!

Schnelltest: Wie fit ist mein Immunsystem?

Eine schlagkräftige Abwehr ist entscheidend, um dich möglichst gesund und munter durch alle möglichen Virenlagen zu bringen. Wie gut sie funktioniert, hängt natürlich davon ab, was du dir alles Gutes tust – deinem Körper *und* deiner Seele. Dieser Schnelltest verschafft dir einen Überblick, wie es um dein Immunsystem bestellt ist.

1. Ich schlafe jede Nacht mindestens sieben Stunden
   - A. meistens
   - B. manchmal
   - C. nie
2. Mein Gewicht bewegt sich entsprechend Body-Mass-Index (BMI)*
   - A. im Normalbereich (BMI 20–25)
   - B. im übergewichtigen Bereich (BMI 25–30)
   - C. im stark übergewichtigen Bereich (BMI +30)
3. Ich esse täglich Obst und Gemüse
   - A. 4–5 Portionen
   - B. 2–3 Portionen
   - C. 0–1 Portionen
4. Ich trinke
   - A. weniger als 3 × pro Woche Alkohol
   - B. jede Woche 3–5 × Alkohol
   - C. jeden Tag Alkohol

---

* Berechnung: Körpergewicht (in kg) geteilt durch Körpergröße (in m) zum Quadrat (z. B. 1,75 m × 1,75 m = 3,06; 70 kg : 3,06 = 22,87 = BMI 23)

5. Ich rauche
   A. gar nicht
   B. maximal 5 Zigaretten pro Tag
   C. mehr als 5 Zigaretten pro Tag
6. Ich bin täglich an der frischen Luft
   A. mindestens 1 Stunde
   B. mindestens 20 Minuten
   C. weniger als 20 Minuten
7. Ich treibe Sport, auch Yoga
   A. täglich
   B. 2–3 × die Woche
   C. selten bis nie
8. Ich dusche mich kalt ab, wenn ich das Duschen oder Baden beende
   A. immer
   B. manchmal
   C. nie
9. Ich gehe in die Sauna
   A. 1 × wöchentlich
   B. 1 × monatlich
   C. nie
10. Ich wasche mir die Hände
   A. mindestens 3 × täglich
   B. maximal 3 × täglich
   C. seltener
11. In Stresssituationen weiß ich mir mit meinen Strategien und Ritualen zu helfen
   A. immer oder so gut wie immer
   B. manchmal
   C. Strategien? Welche Strategien?

12. **Nach stressigen Zeiten suche ich sofort einen entspannenden Ausgleich**
    A. immer
    B. manchmal
    C. nie, geht nicht, keine Zeit
13. **Ich bin mit meiner Gesamtsituation zufrieden und fühle mich mental und emotional stabil und ausgeglichen**
    A. immer oder so gut wie immer
    B. oft oder gelegentlich
    C. selten oder nie

Du ahnst es sicher schon:

- Mit allen A-Antworten unterstützt du dein Immunsystem optimal.
- Mit allen B-Antworten bewegst du dich in die richtige Richtung, es ist aber noch deutlich Luft nach oben, um dein Immunsystem zu boosten.
- Nimm alle C-Antworten als »Kick-in-the-Popöchen«, um eben selbigen hochzubekommen und deinem Immunsystem die Arbeit massiv zu erleichtern.

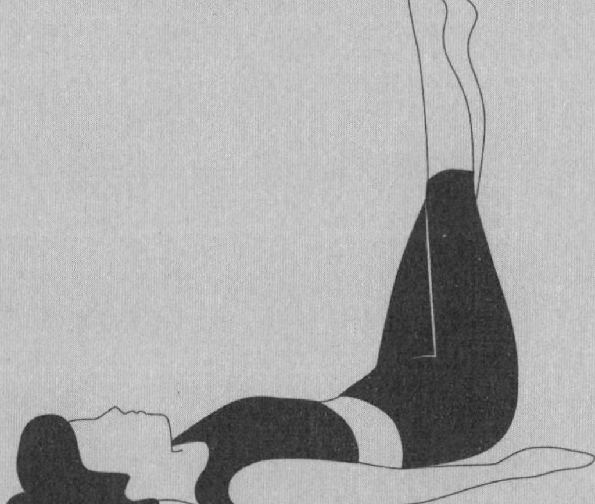

DEIN IMMUNBOOSTER-YOGA-PROGRAMM

Übungen für die tägliche Praxis: Die 5 : 2-Formel

Grundsätzlich lässt sich sagen, dass alle Yoga-Übungen und eine regelmäßige Yoga-Praxis dein Immunsystem stärken. Dennoch gibt es einige spezielle Yoga-Übungen, die in dieser Hinsicht besonders wirksam sind. Da die meisten Schädlinge über die Atemwege und den Darm in deinen Körper eindringen wollen und ein Großteil deiner körpereigenen Abwehrarmee in Form von Immunzellen im Bauchbereich produziert wird, kommen hier logischerweise solche Asanas (Körperübungen) und Pranayamas (Atemübungen) zum Zuge, die genau diese Körperteile unterstützen. Du findest sie in diesem Praxisteil mit der *5:2-Formel* kompakt präsentiert.

Mit den *Short Boostern* lernst du vier dieser immunstärkenden Übungen kennen, die dir in Fleisch und Blut übergehen sollten wie Zähneputzen. Übe sie 5 × die Woche. Hinzu kommen die *Long Booster* – acht Übungen, die den Effekt auf die unterschiedlichen Organe vertiefen und sich positiv auf dein Immunsystem auswirken. Übe sie 2 × die Woche.

Wenn du möchtest, konzentrierst du dich in deiner Praxis nicht nur auf die Übung und deine Atmung, sondern rezitierst auch eine Affirmation, die dich sowohl körperlich als auch mental und emotional unterstützt, zum Beispiel: »Ich bin gesund, resistent und stabil.«

So oder so nimmst du dir nach jeder Übung und insbesondere nach deiner Praxis einen Moment Zeit, um der Wirkung nachzuspüren, natürlich auf allen Ebenen: körperlich, mental und emotional.

Bevor du anfängst:

- Du kannst immer und überall üben, zu Hause, im Büro, unterwegs – einzelne Übungen, deine Favoriten, natürlich auch alle Übungen hintereinander.
- Angenehmer ist es, in einem ruhigen Raum zu üben, wo du nicht gestört wirst, wo du deine Matte ausbreiten kannst und ein Sitzkissen zur Hand hast.
- Am besten, du hast vier Stunden vor dem Üben nichts Großes, zwei Stunden vorher höchstens eine Kleinigkeit gegessen.

Was noch wichtig ist: Bitte übe nicht, wenn du akut krank bist oder dich krank fühlst, eine akute Verletzung oder eine chronische Krankheit hast. Stimme dich gegebenenfalls mit deinem Arzt ab.

Short Booster I: Oberkörper sanft kreisen

- Komme in einen bequemen Schneidersitz auf dem Boden, gern auf einem Kissen. Richte deine Wirbelsäule gerade auf.
- Entspanne deine Hände, Schultern und deinen Nacken, indem du dein Kinn ein klitzekleines bisschen zu deiner Brust ziehst.
- Male mit deinem Oberkörper erst kleine, dann immer größer werdende Kreise. Ziehe einatmend dein Brustbein nach vorn und »fließe« mit gestrecktem Rücken nach rechts. Runde ausatmend deinen Rücken, wenn du nach hinten und mit rundem Rücken nach links »fließt«. Dort angekommen atmest du wieder ein, streckst deinen Rücken, ziehst dein Brustbein hoch und bewegst dich wieder nach rechts usw.
- Nutze das gesamte Bewegungsspektrum deines Beckens und deiner Hüfte aus, das heißt, du beugst dich immer mehr nach vorn und lehnst dich immer mehr nach hinten.
- Achte darauf, dass dein Kiefer, dein Nacken und deine Schultern entspannt bleiben.
- Kreise in beide Richtungen 2–3 Minuten.

Wirkung: *Regt die Verdauung an, kräftigt die Darmaktivität, massiert die Bauchorgane und bringt die Darmflora wieder ins Gleichgewicht. Die Schleimhaut des Darms beherbergt mehr als die Hälfte aller Antikörper produzierenden Zellen, und eine gesunde Darmflora stoppt Keime.*
Zusatzbonus: *Deine Wirbelsäule wird schön geschmeidig und flexibel.*

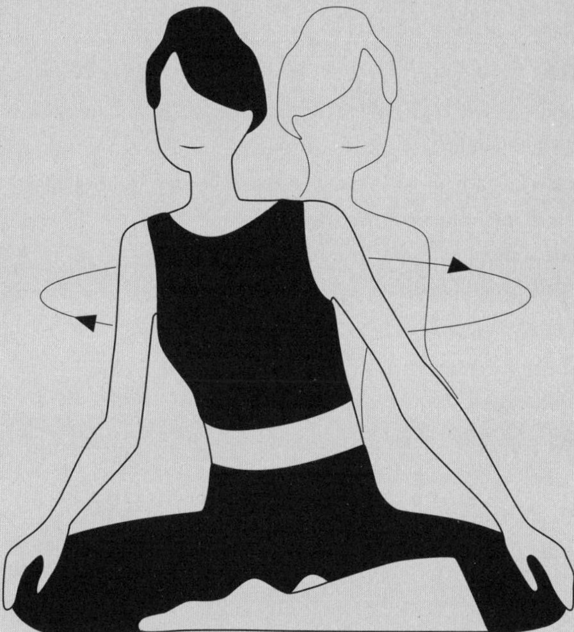

Short Booster 2: Beingrätsche im Sitzen

- Komme in eine dir angenehme weite Grätsche am Boden, gern auf einem Kissen sitzend. Richte deine Wirbelsäule gerade auf und lege deine Hände auf den Knien ab.
- Ziehe einatmend mit gestrecktem Rücken dein Brustbein nach vorn und die Schulterblätter zusammen und runde ausatmend den Rücken. Ziehe dabei das Kinn zum Brustbein.
- Wiederhole es 1–3 Minuten.
- Lege deine Hände dann zwischen den Beinen auf den Boden und stütze dich mit vorgebeugtem Oberkörper auf die Hände und die Fersen ab, als wolltest du vom Boden abheben.
- Halte die Spannung, so lange du ruhig und gelassen ein- und ausatmen kannst, und löse sie auf.
- Wiederhole es 5–10 Mal.

Wirkung: *Aktiviert durch die Massage der Lymphknoten. Unterstützt die Lymphknoten in ihrer Abwehrarbeit, die sich überall im Körper befinden, besonders im Achsel- und Leistenbereich. Sie produzieren Lymphozyten (weiße Blutkörperchen), mit denen sie Krankheitserreger abwehren und unschädlich machen.*

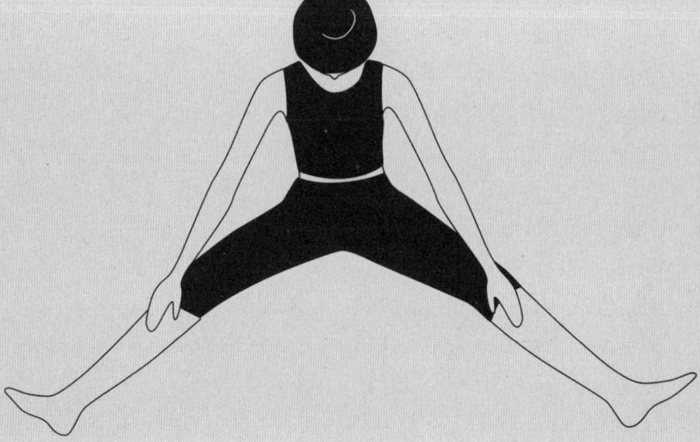

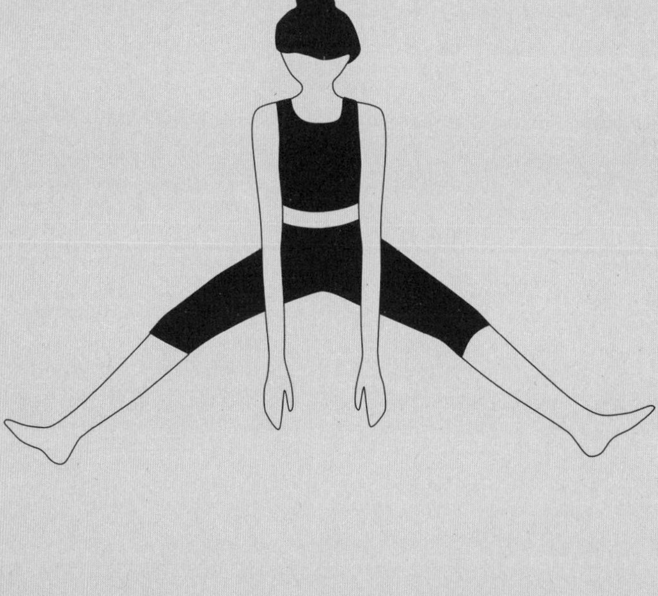

Short Booster 3: Vorwärtsbeuge

- Komme am Boden mit ausgestreckten Beinen ins Sitzen, gern auf einem Kissen. Richte deine Wirbelsäule gerade auf und lege deine Hände auf den Knien ab.
- Ziehe einatmend mit gestreckten Rücken dein Brustbein nach vorn und die Schulterblätter zusammen und beuge dich ausatmend nach vorn. Fasse, was du fassen kannst: deine Zehen, Waden oder Knie. Dein unterer Rücken bleibt gerade. Beuge ggf. ein wenig die Beine, wenn du zu viel Spannung im Rücken verspürst.
- Verweile so 10–15 Atemzüge. In der Einatmung streckst du deinen Rücken, in der Ausatmung sinkst du tiefer. Komme dann langsam und mit Bedacht wieder nach oben.

Wirkung: *Sowohl die Verdauungsorgane wie Bauchspeicheldrüse, Leber und Nieren werden massiert als auch die Milz, die Abwehrzellen speichert und Lymphozyten ausbildet.*
Zusatzbonus: *Je länger du in der Vorwärtsbeuge verweilst, desto mehr werden dein Parasympathikus und dein Vagusnerv angesprochen; du gehst also in den wohltuenden* Rest and Digest-*Modus.*

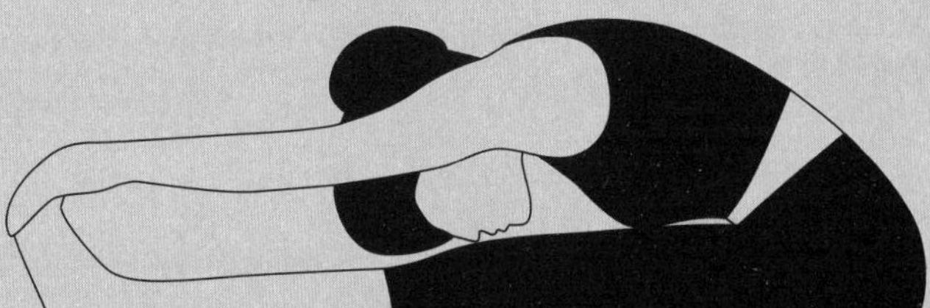

Short Booster 4: Herabschauender Hund

- Komme in den Vierfußstand, öffne die Knie hüftbreit und die Hände schulterbreit. Hebe die Knie ab und ziehe das Becken nach oben. Beuge anfangs die Beine leicht, damit du Zeit hast, dich auszurichten.
- Verteile dein Gewicht gleichmäßig auf Hände und Füße, presse in die Hände und ziehe dein Steißbein und deine Sitzhöcker hoch, sodass du deinen Rücken lang streckst.
- Strecke die Beine dann nur so weit, dass du die Länge im Rücken beibehalten kannst.
- Atme sanft und regelmäßig durch die Nase ein und aus. Verweile mindestens 10–15 Atemzüge.

Kombiniere den *Herabschauenden Hund* mit dem *Löwen*:

- Atme tief ein, knautsche dabei dein Gesicht zusammen und strecke ausatmend mit einem deutlich hörbaren Geräusch die Zunge raus. Atme, so lange du kannst, aus. Wiederhole es 3–5 Mal.

Wirkung: *Auch wenn diese Übung deine Schultern, Arme, Beine und deren Gelenke stärkt und dich durchaus mit frischer Energie versorgt, wirkt sie ebenso beruhigend auf das zentrale Nervensystem und spricht Parasympathikus und Vagusnerv an. Stärkung und Entspannung im Ausgleich!*

Zusatzbonus: *Durch die intensive Ausatmung im* Löwen *klärst du deine Atemwege und entgiftest über die Zunge.*

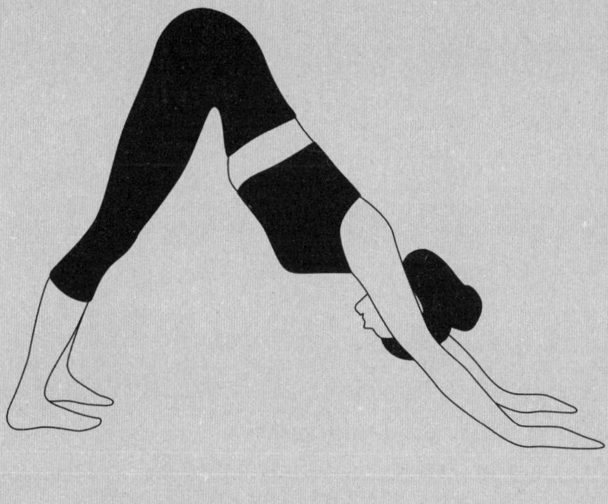

Long Booster I: Gorilla-Atmung

Stelle dich aufrecht mit hüftweit geöffneten Füßen und leicht gebeugten Knien hin.

1. Runde: Abklopfen mit den Fingerspitzen

- Atme tief und vollständig aus und so tief du kannst wieder ein und dehne deinen Brustkorb.
- Halte die Luft an und klopfe deinen gesamten Oberkörper mit den Fingerspitzen so lange ab, wie du ohne Anstrengung die Luft anhalten kannst.
- Beuge dich dann leicht nach vorn. Stütze dich mit den Händen auf den Oberschenkeln ab und atme mit geschürztem Kussmund stoßweise durch den Mund aus, bis deine Lunge leer ist.
- Richte dich mit der Einatmung wieder auf.

2. Runde: Abklopfen mit den Handflächen

- Wiederhole die Übung und klopfe deinen Oberkörper mit der flachen Hand ab.

3. Runde: Abklopfen mit Fäusten

- Wiederhole die Übung und klopfe deinen Oberkörper mit Fäusten ab, liebevoll natürlich.

Wirkung: *Reinigt die Lunge und befreit die Alveolen und Bronchien von Schleim und Verklebungen. Der Luftaustausch in der Lunge wird gefördert; mit der Ausatmung werden Bakterien, Viren und Keime entsorgt.*
Zusatzbonus: *Ist sehr erfrischend und vitalisierend, besonders morgens.*

Long Booster 2: Schädelleuchten

- Setze dich aufrecht und bequem hin, am Boden oder auf einen Stuhl. Atme einige Male tief ein und aus.
- Atme dann normal durch die Nase ein und stoßartig durch die Nase aus, so als würdest du dich schnäuzen. Ziehe dabei den Bauchnabel nach innen und kontrahiere deine Bauchmuskulatur. Die Einatmung erfolgt reflektorisch, das heißt automatisch. Dabei löst sich auch automatisch wieder deine Bauchdecke.
- Konzentriere dich auf die stoßartige Ausatmung und finde ein Tempo, in dem du mühelos 10–20 Mal stoßweise ausatmen kannst.
- Mache einen Moment Pause und wiederhole die Übung 2 Mal.
- Achtung: Wenn dir schwindelig wird, mache eine Pause oder übe langsamer. Bitte nicht üben, wenn du schon erkältet bist.

Wirkung: *Viren und Bakterien sammeln sich gern in den Schleimhäuten in der Nase, im Rachen und in den Bronchien. Durch die stoßweise Ausatmung werden Schadstoffe und Krankheitserreger aus dem Nasenraum, dem Rachen, den Bronchien und der Lunge nach draußen befördert.*
Zusatzbonus: *Mit dieser Atemübung pumpst du Energie in deinen gesamten Körper, fühlst dich frisch und klar im Geist.*

Long Booster 3: Dynamischer Twist mit Schädelleuchten

- Setze dich aufrecht und bequem hin, am Boden oder auf einen Stuhl. Hebe deine Arme in eine sogenannte Kaktushaltung, das heißt, strecke deine Arme auf Schulterhöhe rechts und links aus und beuge deine Ellbogen um 90 Grad. Deine Ellbogen bleiben auf Schulterhöhe, deine Fingerspitzen zeigen zur Decke und die Handinnenflächen nach vorn. Atme ein paarmal tief ein und aus.
- Atme dann normal ein und stoßartig (siehe *Long Booster 2:* Schädelleuchten) mit einer Drehung deines Oberkörpers nach rechts aus. Bringe mit der automatischen Einatmung den Oberkörper wieder in die Mitte zurück und wiederhole die stoßartige Ausatmung 10–20 Mal ohne Anstrengung.
- Mache eine kurze Pause und übe dann zur linken Seite.

Wirkung: *Stärkt die Leber und regt die Verdauung an, sodass der Stoffwechsel im ganzen Organismus reibungslos abläuft. Die Leber als unser zentrales Stoffwechselorgan bereitet giftige Substanzen für den Körper so auf, dass sie über Nieren und Darm ausgeschieden werden können.*
Zusatzbonus: *Drehungen neutralisieren die Wirbelsäule und lösen Spannung nach langem Sitzen, Gehen oder Stehen auf.*

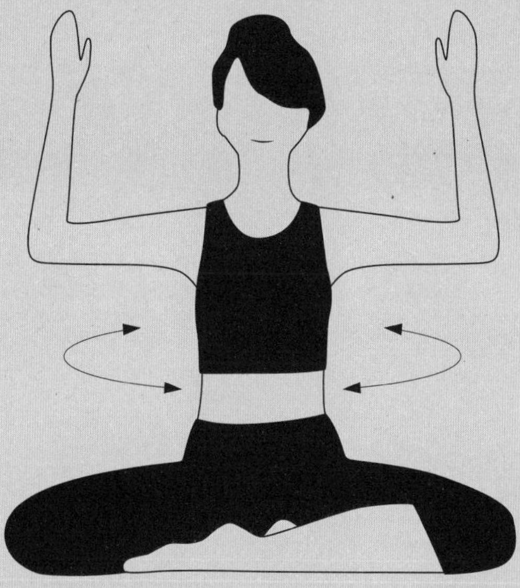

Long Booster 4: Drehsitz

- Setze dich auf den Boden, strecke das linke Bein gerade nach vorn aus und setze den rechten Fuß über das linke Bein. Ziehe das rechte Knie so nah wie möglich an dich heran und setze die gesamte Fußsohle auf. Halte dich mit der linken Hand am rechten Knie fest.
- Atme ein, werde lang in der Wirbelsäule und hebe deinen rechten Arm.
- Atme aus, drehe dich, so weit du kannst, nach rechts. Setze die Fingerspitzen deiner rechten Hand ab. Drehe dich nun aus der Achse deiner Wirbelsäule, ohne dich nach hinten oder zur Seite zu lehnen.
- Atme 5–7 Mal tief ein und aus. Verlängere mit jeder Einatmung die Wirbelsäule und »sinke« mit jeder Ausatmung ein wenig tiefer in die Drehung.
- Mit der Einatmung kommst du wieder in die Mitte, machst eine kurze Pause und wechselst dann die Seite.

Wirkung: *Massiert die Bauchorgane und den gesamten Darm, sodass das Verdauungssystem reguliert wird und in Ruhe seine Arbeit tun kann. Besonders die Nieren werden aktiviert, die wie ein Schwamm zusammengedrückt werden und so besser entgiften können.*
Zusatzbonus: *Sehr wohltuend bei Rückenschmerzen, insbesondere im Lendenwirbelbereich. Die Übung wirkt zudem sehr beruhigend und ausgleichend, sodass deine Gedanken zur Ruhe kommen können.*

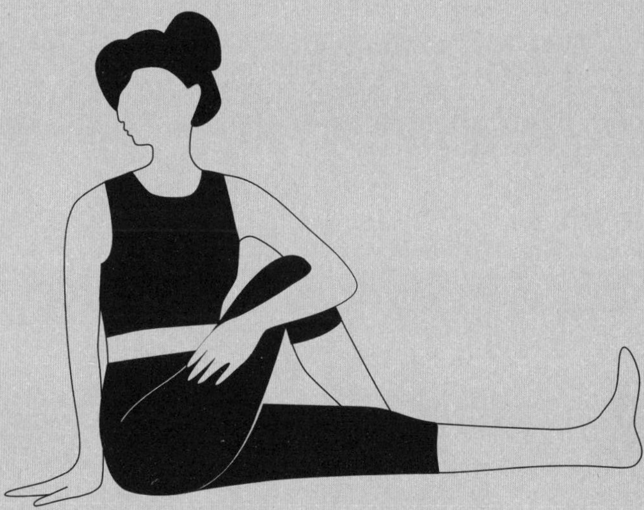

Long Booster 5: »Glückspunkt« abklopfen

- Setze dich aufrecht und bequem hin, am Boden oder auf einen Stuhl.
- Setze deinen Zeigefinger an den oberen Teil des Brustbeins und deinen Mittelfinger und Ringfinger darunter in eine Linie. Wandere mit deinen Fingern etwa 5–7 cm weiter hinunter zum oberen Drittel deines Brustbeins.
- Stimuliere dort die hinter deinem Brustbein liegende Thymusdrüse 15–30 Sekunden lang durch leichtes Klopfen mit deinen Fingern.
- Schließe die Augen und konzentriere dich auf deine Atmung.
- Mache eine Pause und wiederhole es 2 Mal.

Wirkung: *Regt die Thymusdrüse an. Sie bildet T-Lymphozyten (Abwehrzellen), die im Blutkreislauf körperfremde Erreger vernichten. Ab der Geburt lernt sie, körpereigene und körperfremde Zellen zu unterscheiden, und unterstützt auf diese Weise das Immunsystem. Die weißen Blutkörperchen sind die schnelle Einsatztruppe des Immunsystems. Sie wehren Bakterien, Viren oder Pilze ab, die den Organismus anzugreifen versuchen.*
Zusatzbonus: *Dieser Punkt am Brustbein wird auch »Glückspunkt« oder »Herzpunkt« genannt. Durch die Aktivierung kann sich ein Gefühl von Zufriedenheit, Entspannung und Gelassenheit einstellen.*

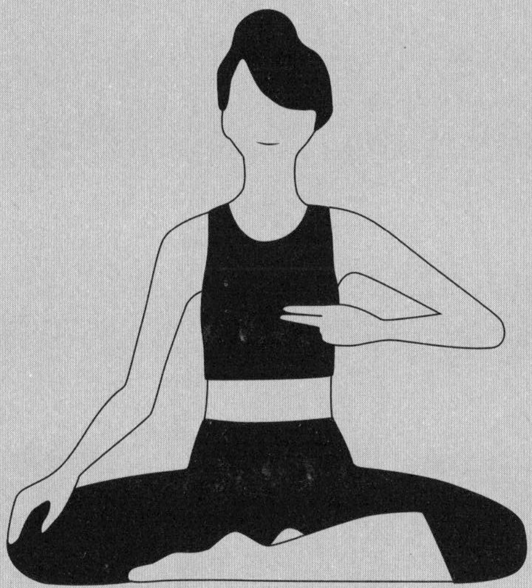

Long Booster 6: Zehen- und Fußmobilisation

- Lege dich auf den Boden und strecke ein Bein nach dem anderen senkrecht zur Decke, sodass sie einen rechten Winkel zu deinem Körper bilden. Lege deine Hände rechts und links vom Körper ab und stütze dich ein wenig ab.
- Kreuze die Fußgelenke und bewege deine Zehen: Spreize sie und ziehe sie wieder zusammen.
- Wenn du die Übung intensivieren möchtest, ziehst du abwechselnd deine Füße heran und streckst sie wieder.
- Bewege deine Zehen bzw. Füße 1–3 Minuten und atme dabei regelmäßig und mühelos ein und aus.
- Mache eine kurze Pause und wechsele die Kreuzung der Füße.

Wirkung: *Durch die erhobenen Beine und Bewegung der Zehen bzw. der Füße kontrahierst und entspannst du automatisch deine Bauchmuskulatur und massierst so sanft deine Milz im linken Oberbauch unterhalb des Zwerchfells. Die Milz produziert Immunzellen und sorgt dafür, dass die weißen Blutkörperchen Krankheitserreger bekämpfen können. Zudem speichert sie Antikörper bildende Lymphozyten.*
Zusatzbonus: *Du trainierst zwar sanft, aber effektiv deine Bauchmuskulatur und sorgst so für eine stabile Mitte.*

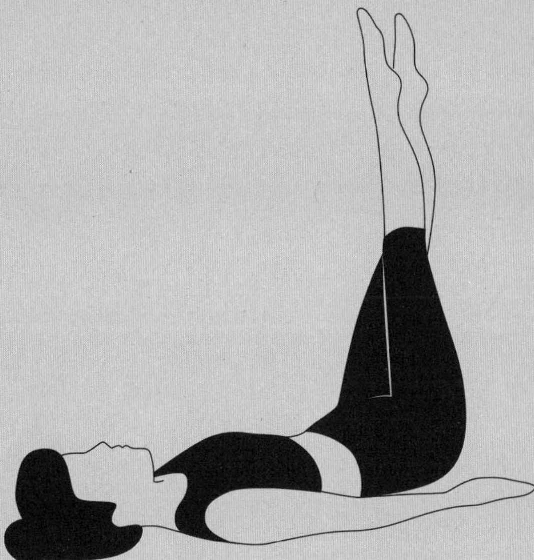

Long Booster 7: Atemverhalt mit Khechari-Mudra

- Setze dich aufrecht und bequem hin, am Boden oder auf einen Stuhl. Lasse die Hände auf die Oberschenkel sinken und entspanne die Schultern. Schließe die Augen und komme einen Moment zur Ruhe.
- Atme langsam ein und verlängere deine Atmung über mehrere Atemzüge so weit, dass du immer noch mühelos und ohne Anstrengung atmen kannst.
- Atme tief ein und halte die Luft an. Runde dabei deine Zunge nach hinten und drücke die Zungenspitze sanft gegen den oberen Gaumen (diese Zungenhaltung wird *Khechari-Mudra* genannt).
- Halte den Atem nur so lange an, wie es angenehm ist, löse die Zunge und atme tief aus.
- Nimm ein paar lange Atemzüge und wiederhole die Übung 5–7 Mal.
- Steigere langsam die Dauer deines Atemverhalts bis zu maximal einer Minute, prüfe jedoch immer deine Tagesform, die jeweils anders sein kann.

Wirkung: *Das Lungenvolumen wird deutlich vergrößert, sodass die Lunge mehr Sauerstoff aufnehmen kann. Die Schleimhäute der Lunge wehren beim Gasaustausch Krankheitserreger ab. Je besser der Gasaustausch funktioniert, desto effektiver die Abwehrleistung.*
Zusatzbonus: *Diese und die folgende Atemübung wirken beide ausgleichend, entspannend und extrem beruhigend. Sie führen dich in die Stille jenseits deiner Gedanken.*

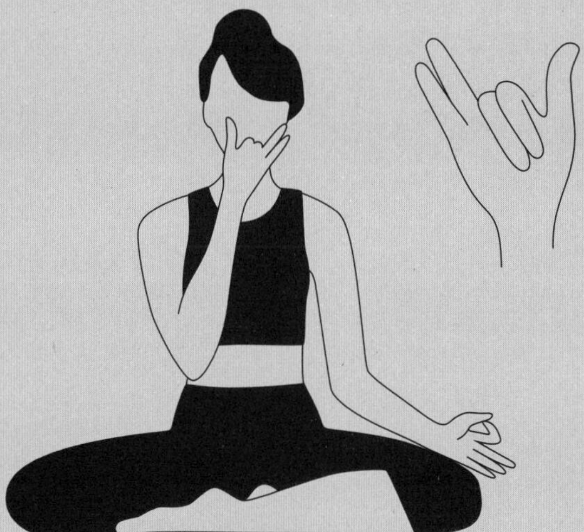

Long Booster 8: Wechselatmung

- Setze dich aufrecht und bequem hin, am Boden oder auf einen Stuhl.
- Hebe eine Hand und beuge den Zeigefinger und Mittelfinger zur Handinnenfläche.
- Berühre die Nasenflügel rechts und links mit Daumen und Ringfinger.
- Verschließe das rechte Nasenloch und atme durch das linke Nasenloch ein. Schließe das linke Nasenloch und atme durch das rechte Nasenloch aus. Atme durch das rechte Nasenloch ein, verschließe dann rechts und atme links wieder aus. Das ist eine Runde.
- Halte den Kopf gerade und atme sanft und entspannt ein und aus, ohne die Atmung zu forcieren.
- Drehe 5–10 Runden und spüre dann nach.

Wirkung: *Stärkt die Nasenschleimhäute und unterstützt sie bei der Abwehr von Bakterien, Viren und Keimen auf körperlicher Ebene. Das linke Nasenloch repräsentiert die Mondenergie, das rechte die Sonnenenergie. Ein Mangel an Sonnenenergie führt im yogischen Verständnis zu Kälte und damit zu Infektanfälligkeit. Ein Mangel an Mondenergie kann dagegen zu Entzündungen und Fieber führen.*
Zusatzbonus: *Auf energetischer Ebene werden die unterschiedlichen Energien, aus denen wir bestehen, harmonisiert und gestärkt. So wirkt auch diese Atemübung ausgleichend, entspannend und extrem beruhigend. Sie führt dich in die Stille jenseits deiner Gedanken.*

Die 5:2-Formel

Die vier *Short Booster* übst du 5 Mal die Woche:
Short Booster 1: Oberkörper sanft kreisen
Short Booster 2: Beingrätsche im Sitzen
Short Booster 3: Vorwärtsbeuge
Short Booster 4: Herabschauender Hund
Diese Übungspraxis sollte für dich ganz natürlich und selbstverständlich werden, sodass du nicht mehr jeden Tag überlegen musst, ob du das tun sollst oder nicht. Du brauchst dafür ca. 10–15 Minuten täglich.

Die acht *Long Booster* übst du 2 Mal die Woche:
Long Booster 1: Gorilla-Atmung
Long Booster 2: Schädelleuchten
Long Booster 3: Dynamischer Twist mit Schädelleuchten
Long Booster 4: Drehsitz
Long Booster 5: »Glückspunkt« abklopfen
Long Booster 6: Zehen- und Fußmobilisation
Long Booster 7: Atemverhalt mit *Khechari-Mudra*
Long Booster 8: Wechselatmung
Du kannst dir deine Lieblingsübungen aussuchen oder natürlich auch alle hintereinander üben, je nachdem, wie viel Zeit du zur Verfügung hast. Wenn du an einem Tag alle übst, brauchst du dafür ca. 20–30 Minuten.

Affirmation und Nachspüren nicht vergessen.

Entspannung: Nimm dir Zeit für dich

Wie eingangs erläutert, ist Entspannung das A und O, um in den *Rest and Digest*-Modus zu kommen, der Heilung und Regeneration fördert. Vorrangig geschieht dies über das Verdauungs- und Immunsystem. Im entspannten Zustand können sie ihrer Arbeit des Verdauens, Entgiftens und der Abwehr von Bakterien, Viren und Pilzen in aller Ruhe nachgehen und geschädigtes Gewebe und geschädigte Zellen abtransportieren.

Der Parasympathikus und insbesondere der Vagusnerv als Teil des parasympathischen Nervensystems sind für den *Rest and Digest*-Modus zuständig. Wenn du regelmäßig in die Entspannung gehst, sprichst du den Vagusnerv (auch »Ruhenerv« genannt) bewusst an und schenkst dir damit neue Energie, Kraft und Gelassenheit.

Tue dir deshalb immer wieder etwas Gutes, nimm dir eine Auszeit und baue die folgenden Entspannungsübungen so oft wie möglich in deinen Alltag ein – je öfter, desto besser. Der Vagusnerv gibt die Entspannung nicht nur an deinen gesamten Körper weiter, sondern auch an deinen (oft hyper-)aktiven Geist, sodass du aus dem ewig kreisenden Gedankenrad zumindest für Momente aussteigen kannst.

Es gibt eine Vielzahl von Podcasts, MP3-Files, Livestreams und Videos, die dich durch diese Entspannungsübungen führen können. Probiere aus und wähle, was dir am besten gefällt. Oder du übst für dich in Stille. Oder du wählst einfach eine dich entspannende Musik als »Trigger« aus, ganz nach dem alten Modell der klassischen Konditionierung. Oder du stellst dir einen Wecker.

Shavasana mit oder ohne Bodyscan

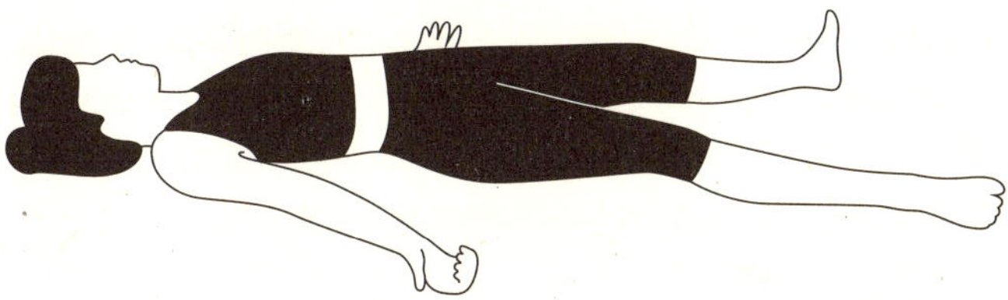

- Sorge dafür, dass du 10–15 Minuten ungestört bist. Lege dich auf den Boden, auf eine Decke oder Matte. Achte darauf, dass dir nicht kühl wird.
- Schließe die Augen und entspanne deinen gesamten Körper. Lasse die Füße zur Seite fallen und lege deine Arme rechts und links neben dem Körper ab. Hebe den Kopf an, ziehe dein Kinn Richtung Brust und lege dann den Kopf mit langem Nacken wieder ab.
- Atme entspannt ein und aus, ohne die Atmung zu kontrollieren.

Ohne Bodyscan: Im klassischen *Shavasana* bleibst du einfach 10–15 Minuten liegen.

Es gibt kein Richtig oder Falsch. Nur entspannen oder nicht entspannen.

Mit Bodyscan, einer Entspannungsmethode aus dem Achtsamkeitstraining:

- Richte deine Aufmerksamkeit auf deine Füße. Nimm Empfindungen in deinen Füßen wahr, wie sie sind, ohne zu urteilen. Wandere deinen gesamten Körper mit deiner Aufmerksamkeit ab, zuerst die Beine, dann die Vorder- und Rückseite des Oberkörpers, die Schultern, die Arme, den Kopf – je detaillierter und langsamer, desto besser.
- Spüre, was es zu spüren gibt. Wenn du nichts spürst oder nicht benennen kannst, was du spürst, ist das auch vollkommen in Ordnung.
- Wenn dein Geist abschweift, stelle dies einfach fest und bringe ihn zurück zu deiner Körperwahrnehmung.
- Wenn du Unwohlsein oder gar Schmerzen verspürst, beurteile dies ebenso wenig.
- Beobachte, wie alle Empfindungen kommen und gehen, sich stetig verändern. Erforsche deinen gesamten Körper neugierig.
- Schließe die Übung mit ein paar tiefen Atemzügen ab.

Yoga Nidra

Yoga Nidra bedeutet »Schlaf des Yogi« und wird geübt, um Körper und Geist von innen heraus tief zu entspannen. Zudem gewährt dir *Yoga Nidra* einen direkten Zugang zu deinem Unterbewusstsein, denn du kommst in den sogenannten Alpha-Zustand. Das ist die kurze Übergangsphase zwischen Wachsein und Schlafen, die oft als sehr wohltuend und regenerierend empfunden wird. Im Alpha-Zustand kannst du mithilfe von mentalen Bildern und Affirmationen deine körpereigenen Selbstheilungskräfte unterstützen.

Für diese Übung brauchst du mehr Zeit, mindestens 20 Minuten, besser 40–60 Minuten. Du kannst einer der zahlreichen Anleitungen folgen oder dir deine eigene Anleitung auf Band aufnehmen oder in der Stille die einzelnen Schritte durchwandern, ganz wie du magst.

- Vorbereitung: Entspanne deinen Körper und Geist, um innere Stille herzustellen. Um dorthin zu gelangen, kannst du die schon beschriebene Technik von »*Shavasana* mit Bodyscan« anwenden. Nimm dir reichlich Zeit, in der Entspannung durch deinen Körper zu wandern, und bleibe dabei wach.
- *Sankalpa* setzen: Dann formulierst du eine Absicht oder einen Entschluss (*Sankalpa*) kurz, klar und positiv, zum Beispiel: »Ich bin gesund, resistent und stark.« Das *Sankalpa* ist wie ein Samen, den du tief in dein Unterbewusstsein einpflanzt.
- Mentale Bilder visualisieren: Sieh dich selbst vor deinem geistigen Auge, wie du gesund, fit und stark bist. Stelle dir vielleicht vor, wie du mühelos einen Berg besteigst oder hinaufradelst, wie du unbeschwert und leicht über eine Wiese tollst oder an einem wunderschönen Strand bist und in das kühle Wasser des Meeres eintauchst. Mentale Bilder haben eine große Wirkung auf dein Gehirn, für das es keine Rolle spielt, ob du die Situation wirklich erlebst oder sie dir vorstellst. Wähle deine Bilder sorgfältig und bewusst aus und richte sie ganz auf Heilung und Stärkung aus. Tauche voll in deine wohltuenden, entspannenden Bilder ein.
- Abschluss: Wiederhole dein *Sankalpa* zur Bekräftigung. Konzentriere dich dann ein paar Minuten auf deine Atmung und komme langsam zurück. Strecke und recke dich wohlig und öffne die Augen.

Meditation

Eigentlich ist Meditation auch ein *Short Booster*. Integriere wenn möglich täglich 5 Minuten Meditation in deinen Alltag. Meditiere, wenn möglich, immer zur gleichen Zeit – egal, ob morgens nach dem Aufwachen oder abends vor dem Schlafengehen –, um eine Routine zu entwickeln.
Es gibt unzählige Formen der Meditation: Atemmeditationen, Visualisierungen, Mantra- oder Mudra-Meditationen, Meditationen zu einem konkreten Thema oder die klassische Zen-Meditation des einfach nur Sitzens und Beobachtens. Egal, welche Meditation du wählst, ihre Wirkung setzt sich tief in deinem Inneren fest. Schon nach ein wenig Übungspraxis hat sie einen spürbaren Effekt auf deine Psyche und schenkt dir ein Gefühl von innerer Ruhe und Ausgeglichenheit.
Experimentiere, um herauszufinden, welche Form dir am ehesten zusagt. Für mich persönlich haben sich im Zusammenhang mit den eigenen Selbstheilungskräften zwei Meditationen besonders bewährt:

Dankbarkeitsmeditation

- Sitze, gehe oder stehe aufrecht und konzentriere dich einen Moment auf deine Atmung. Atme ein paarmal tief ein und aus.
- Rezitiere, wofür du im Zusammenhang mit deiner Gesundheit dankbar bist. Zum Beispiel: »Ich bin dankbar, dass ich mühelos in den 5. Stock steigen kann« oder »Ich bin dankbar, dass ich mit dem Rauchen aufgehört habe« oder »Ich bin dankbar, dass ich mich gesund ernähren kann«.
- Lasse den Strom deiner Rezitation 5 Minuten lang nicht abbrechen. Wenn dir nichts mehr einfällt, fängst du wieder von vorn an.

Meditation für die eigene Gesundheit

- Sitze, gehe oder stehe und konzentriere dich einen Moment auf deine Atmung. Atme ein paarmal tief ein und aus.
- Formuliere einen oder mehrere Sätze, die deine Gesundheit unterstützen, entweder ganz allgemein und prophylaktisch wie »Möge ich gesund sein« oder konkreter »Möge meine Erkältung bald vorbei sein«.
- Rezitiere deinen Satz oder deine Sätze ohne Unterbrechung 5 Minuten lang.

Die Entspannungsübungen auf einen Blick:

- Shavasana mit oder ohne Bodyscan, Dauer ca. 10–15 Minuten
- Yoga Nidra, Dauer ca. 20–60 Minuten
- Meditation, Dauer ca. 5 Minuten

Tipps für stärkende FREItage

Gönne dir immer mal wieder freie Tage, die du ganz auf dich selbst und dein Wohlbefinden ausrichtest. Du kannst dabei den gesunden Tagesablauf nach Ayurveda, der traditionellen indischen Heilkunst, zugrunde legen und die Übungen aus diesem Buch integrieren. Ayurveda bedeutet wörtlich übersetzt »Wissen des Lebens«, »Lebensweisheit« oder »Lebenswissenschaft«. Im Ayurveda richtet sich alles nach drei unser Leben bestimmenden Eigenschaften und Konstitutionstypen, den drei *Doshas*. Im Groben ist *Vata* leicht und luftig, *Pitta* feurig und hitzig, *Kapha* kühl und stabil. Auf diese Qualitäten ist idealerweise auch der Tagesablauf abgestimmt:

Bis 6 Uhr aufstehen

Klingt früh, ist aber nach Ayurveda das Ende der nächtlichen *Vata*-Phase, wenn dein Körper wie ein Computer alle Systeme hochfährt.
Dein perfekter Yoga-Moment für eine *Dankbarkeitsmeditation!*

6 bis 10 Uhr: Guter Start in den Morgen

In der ersten *Kapha*-Phase lässt du es ruhig angehen und kümmerst dich um die Reinigung deines Körpers und Geistes. Probiere die klassischen ayurvedischen Rituale wie lauwarmes Wasser trinken, um die Verdauung anzuregen, Ölziehen und/oder Zungenschaben, um Giftstoffe aus deinem Mundraum zu entfernen.
Dein perfekter Yoga-Moment für die *Short Booster!* Übe sie auf jeden Fall und starte mit ihnen kraftvoll und gelassen zugleich in den Tag.

Frühstück

Ayurveda empfiehlt ein warmes Frühstück, zum Beispiel Porridge mit frischen Früchten – ist lecker, schonender für den Magen und regt den Stoffwechsel an. Trinke viel Tee; ausgetrocknete Schleimhäute sind anfälliger für Infekte. Grüner Tee unterstützt dank der Antioxidantien das Immunsystem; Ingwer- und Kurkumatees wirken erhitzend und entzündungshemmend. Nachmittags solltest du eher entspannende Kräutertees trinken.

10 bis 14 Uhr: Mit Schwung und Energie in den Vormittag

Die *Pitta*-Phase zeichnet sich durch viel Energie aus und eignet sich hervorragend für fordernde Aktivitäten. Also ab an die frische Luft, auf jeden Fall mindestens eine Stunde lang! Gehe spazieren, schwimmen, joggen, Rad fahren. Die Aufnahme von Vitamin D ist essenziell für eine intakte Immunabwehr.

Mittagessen

Auch die Verdauung läuft in der *Pitta*-Phase auf Hochtouren. Ayurveda empfiehlt zum Mittagessen viel Gemüse, Salat und Kräuter, Eiweiß durch Fisch oder Hülsenfrüchte – und den Einsatz von reichlich Gewürzen, besonders Kurkuma, Koriander, Ingwer, Zimt, Pfeffer, Nelken, Kardamom.

Mache nach dem Essen 10–15 Minuten Pause, um danach umso erfrischter zu sein.

Dein perfekter Yoga-Moment für Shavasana *mit Bodyscan!*

14 bis 18 Uhr: Mit Freude und Elan in den Nachmittag

Am Nachmittag beginnt die zweite *Vata*-Phase des Tages. Du steuerst jetzt auf den energetischen Höhepunkt des Tages zu, an dem nach einem kleinen Tief noch einmal alle geistigen und körperlichen Kräfte aktiviert werden. Beschäftige dich mit etwas, das du schon immer machen wolltest – malen, schreiben, ein Musikinstrument spielen, singen, Luftschlösser bauen, rumspinnen. Lasse deiner Kreativität freien Lauf! Es gibt keine selbst gesetzten Grenzen. Einfach nur machen!

Dein perfekter Yoga-Moment für die *Long Booster!* Schließe damit den Nachmittag ab. Auf diese Weise bereitest du deinen Körper und Geist perfekt auf den Abend vor.

18 bis 22 Uhr: Entspannt in den Abend

In der zweiten *Kapha*-Phase fährt der Körper langsam seinen Energiepegel und Stoffwechsel wieder herunter. Zeit zu entspannen!

Abendessen

Idealerweise isst du nicht später als 19.30 Uhr zu Abend, lieber früher. Wähle möglichst leicht verdauliche Lebensmittel: keine Rohkost und Salate, sondern eher gedünstetes Gemüse mit Tofu oder mit Fisch oder eine warme Suppe. Meide Milchprodukte, da sie über Nacht schlechter verdaut werden und zu einem unruhigen Schlaf führen können.

Mute dir nichts Aufregendes mehr zu. Keine Krimis, keine Nachrichten, kein Problemewälzen, erst recht kein Streit, sondern gönne dir Sanftes.

Dein perfekter Yoga-Moment für eine *Meditation für deine Gesundheit!*

22 bis 2 Uhr:
Regenerieren und Kräftetanken in der Ruhephase

Mit der Schlafenszeit beginnt die nächste *Pitta*-Phase, die dein Körper ohne dein bewusstes Dazutun nutzt, um alle reinigenden und regenerativen Prozesse in Gang zu setzen.

Dein perfekter Yoga-Moment für *Yoga Nidra!* Mache dich schlafbereit, gehe ins Bett und gönne dir ein Stündchen *Yoga Nidra.* So kannst du, ohne nochmals aufzustehen, ganz entspannt ins Land der Träume abdriften, wo du idealerweise 7 bis 8 Stunden verweilst. Du musst nichts mehr tun, einfach nur schlafen und süß träumen!

Was an FREItagen noch guttut:

- *Vermeide, wenn möglich, Fleisch, Alkohol und Nikotin.*
- *Gönne dir »Digital Detox«: Schalte Smartphone, Tablet und (Internet-)TV aus.*

Möglicherweise findest du jetzt nicht jeden dieser Vorschläge für dich praktikabel. Probiere einfach mal aus, etwas oder vieles von dem hier Beschriebenen in deinen Alltag zu integrieren. Auch wenn dir das nicht immer gleich gelingt, gelingt es dir vielleicht ja immer öfter. Du wirst die wohltuende Wirkung schnell verspüren.

Mein persönlicher Lieblingstipp, der nichts mit Yoga, aber viel mit Liebe zu tun hat:

- *Knutschen!*
- *Knutschen stärkt das Immunsystem wie eine Schluckimpfung (Austausch von ca. 4000 Keimen) und versorgt dich zudem noch mit Glückshormonen!*

Bei allem, was du tust, wünsche ich dir viel Freude!
Bleib gesund!

Deine Inge

Literatur

Benson, Herbert: Relaxation Revolution. The Science and Genetics of Mind Body Healing. New York 2010.

Chatterjee, Rangan: Der Anti-Stress-Plan. In 4 Schritten zu mehr Gelassenheit und Gesundheit. München 2020.

Rittiner, Remo/Hobert, Ingfried: Yogatherapie und ganzheitliche Medizin. Vorbeugung und Heilung von Krankheiten. Petersberg 2017.

Rhyner, Hans H.: Das neue Ayurveda Praxis Handbuch. Gesund leben, sanft heilen. Krummwisch 2018.

Scharfenberg, Janna: Ayurveda for Life. Ayurvedische Heilkunst für einen modernen Lebensstil & Alltag. München 2019.

Trökes, Anna: Mit Yoga zur Selbstheilung. Übungen zur Stärkung des Immunsystems. Freiburg/Basel/Wien 2019.

Trökes, Anna: Yoga Hausapotheke. Die besten Übungen gegen die häufigsten Alltagsbeschwerden. München 2018.

Yogi Bhajan: Kundalini Yoga Praxisbuch, Band 4: Stärkung des Immunsystems, Groß-Umstadt 2009.

Bücher von Inge Schöps

Yoga – Das große Praxisbuch für Einsteiger & Fortgeschrittene, Knaur Balance 2020

Yoga for EveryBody – Schmerzfrei und entspannt in Schultern und Nacken. Die 33 wirksamsten Übungen, Knaur MensSana 2020

Yoga Bullet Journal – Zur Inspiration und Planung deiner Praxis, Wünsche und Ziele, Knaur Balance 2019

Yoga for EveryBody – Gesunder Rücken. Die 20 wirksamsten Übungen bei Rückenschmerzen, Knaur MensSana 2018

Yoga for EveryBody. 44 Basic-Asanas für Einsteiger, Knaur MensSana 2017

Yoga Pur, O. W. Barth 2015

IMMUNBOOSTER

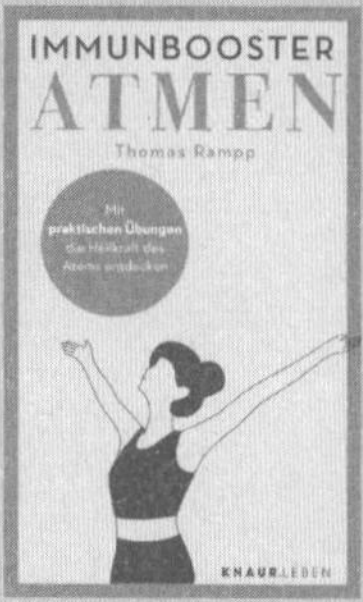

Thomas Rampp
IMMUNBOOSTER **Atmen**
Mit praktischen Übungen die Heilkraft des Atems entdecken
ISBN 978-3-426-87907-8

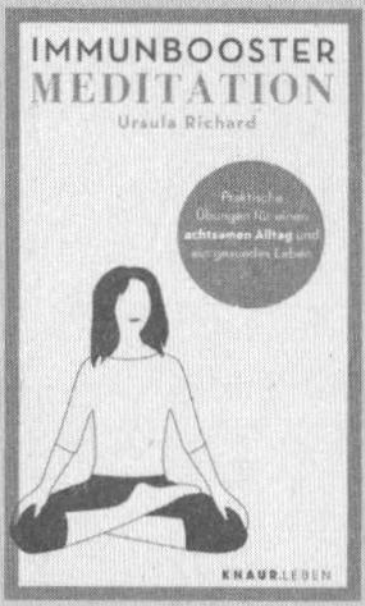

Ursula Richard
IMMUNBOOSTER **Meditation**
Praktische Übungen für einen achtsamen Alltag und ein gesundes Leben
ISBN 978-3-426-87908-5

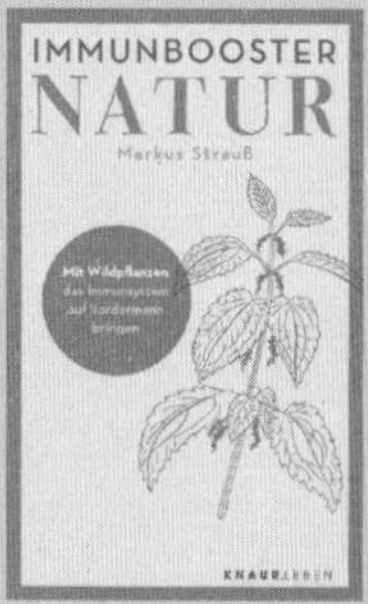

Markus Strauß
IMMUNBOOSTER **Natur**
Mit Wildpflanzen das Immunsystem auf Vordermann bringen
ISBN 978-3-426-87909-2

sind die »beste Medizin«

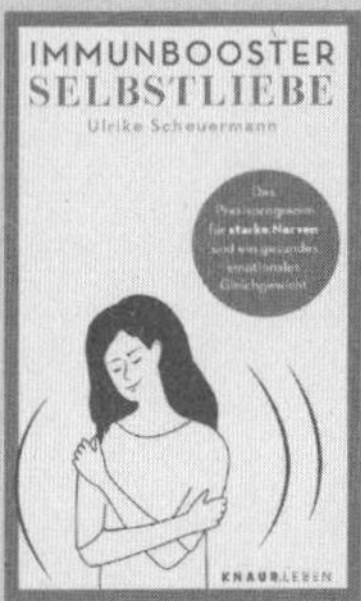

Ulrike Scheuermann
IMMUNBOOSTER **Selbstliebe**
Das Praxisprogramm für starke Nerven und ein gesundes emotionales Gleichgewicht
ISBN 978-3-426-87910-8

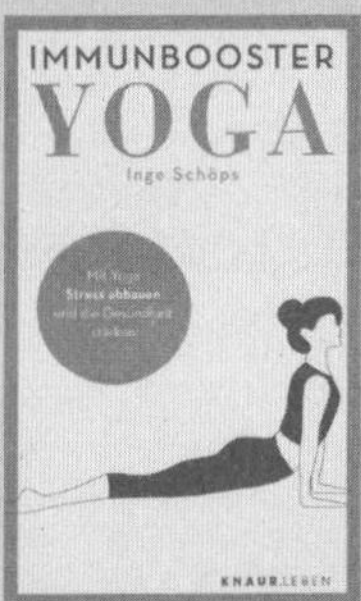

Inge Schöps
IMMUNBOOSTER **Yoga**
Mit Yoga Stress abbauen und die Gesundheit stärken
ISBN 978-3-426-87911-5

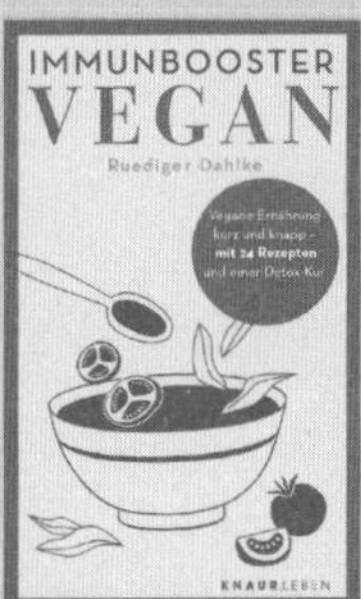

Ruediger Dahlke
IMMUNBOOSTER **vegan**
Vegane Ernährung kurz und knapp – mit 24 Rezepten und einer Detox-Kur
ISBN 978-3-426-87912-2